Copyright © 2018 by Indigo Journals
All rights reserved.

WHO SAID IT: _____
DATE: _____
WHERE: _____
_____

" _____
_____
_____
_____
_____
_____ "

WHO SAID IT: _____
DATE: _____
WHERE: _____

WHO SAID IT: _____
DATE: _____
WHERE: _____
_____

WHO SAID IT: _____
DATE: _____
WHERE: _____
_____

66 _____

_____

_____

_____

_____

_____ 99

" _____

_____

_____

_____

_____

_____ "

WHO SAID IT: _____
DATE: _____
WHERE: _____
_____

WHO SAID IT: _____

DATE: _____

WHERE: _____

_____

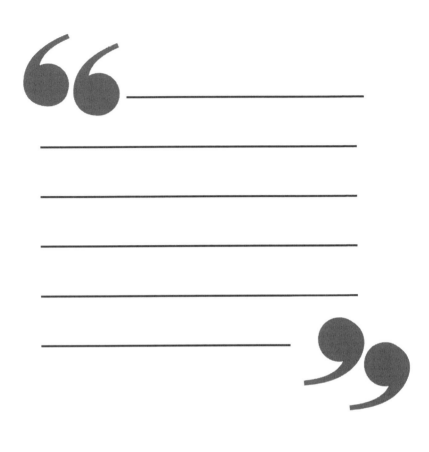

WHO SAID IT: _____
DATE: _____
WHERE: _____

WHO SAID IT: _____
DATE: _____
WHERE: _____
_____

WHO SAID IT: _____
DATE: _____
WHERE: _____
_____

WHO SAID IT: _____
DATE: _____
WHERE: _____
_____

" _____
_____
_____
_____
_____
_____ "

WHO SAID IT: _____
DATE: _____
WHERE: _____
_____

"_____

_____

_____

_____

_____

_____

"

WHO SAID IT: _____
DATE: _____
WHERE: _____
_____

WHO SAID IT: _____
DATE: _____
WHERE: _____
_____

" _____
_____
_____
_____
_____
_____ "

WHO SAID IT: _____
DATE: _____
WHERE: _____
_____

" _____

_____

_____

_____

_____

_____   "

WHO SAID IT: _____
DATE: _____
WHERE: _____
_____

WHO SAID IT: _____
DATE: _____
WHERE: _____

_____

" _____

_____

_____

_____

_____

_____ "

WHO SAID IT: _____
DATE: _____
WHERE: _____
_____

WHO SAID IT: _____
DATE: _____
WHERE: _____
_____

WHO SAID IT: _____
DATE: _____
WHERE: _____
_____

WHO SAID IT: _____
DATE: _____
WHERE: _____
_____

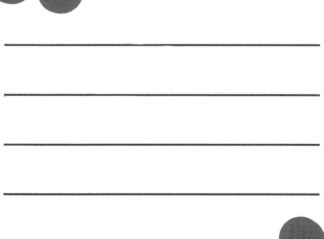

"_____
_____
_____
_____
_____

WHO SAID IT: _____
DATE: _____
WHERE: _____
_____

enjoy every moment.

WHO SAID IT: _____
DATE: _____
WHERE: _____
_____

" _____

_____

_____

_____

_____

_____ "

WHO SAID IT: _____
DATE: _____
WHERE: _____
_____

"_____
_____
_____
_____
_____
_____"

WHO SAID IT: _____
DATE: _____
WHERE: _____

WHO SAID IT: _____
DATE: _____
WHERE: _____
_____

WHO SAID IT: _____
DATE: _____
WHERE: _____
_____

WHO SAID IT: _____
DATE: _____
WHERE: _____
_____

66 _____
_____
_____
_____
_____
_____ 99

WHO SAID IT: _____
DATE: _____
WHERE: _____
_____

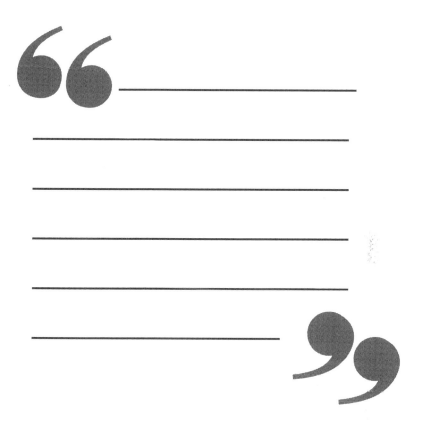

WHO SAID IT: _____
DATE: _____
WHERE: _____

WHO SAID IT: _____
DATE: _____
WHERE: _____
_____

" _____
_____
_____
_____
_____
_____ "

WHO SAID IT: _____
DATE: _____
WHERE: _____
_____

"_____
_____
_____
_____
_____
_____„

WHO SAID IT: _____
DATE: _____
WHERE: _____
_____

WHO SAID IT: _____
DATE: _____
WHERE: _____
_____

❝ _____

_____

_____

_____

_____

_____ ❞

WHO SAID IT: _____
DATE: _____
WHERE: _____
_____

WHO SAID IT: _____
DATE: _____
WHERE: _____
_____

WHO SAID IT: _____
DATE: _____
WHERE: _____
_____

WHO SAID IT: _____
DATE: _____
WHERE: _____

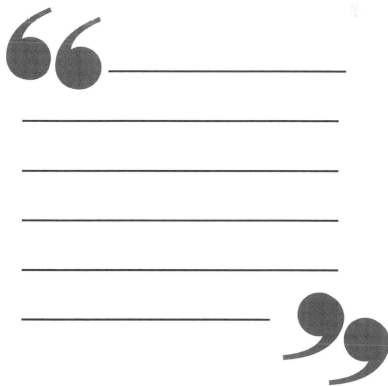

"_____
_____
_____
_____
_____
_____ "

WHO SAID IT: _____
DATE: _____
WHERE: _____
_____

WHO SAID IT: _____
DATE: _____
WHERE: _____
_____

"_____
_____
_____
_____
_____"

WHO SAID IT: _____
DATE: _____
WHERE: _____
_____

Carpe diem!

WHO SAID IT: _____
DATE: _____
WHERE: _____
_____

" _____

_____

_____

_____

_____

_____ "

WHO SAID IT: _____
DATE: _____
WHERE: _____
_____

WHO SAID IT: _____
DATE: _____
WHERE: _____
_____

WHO SAID IT: _____
DATE: _____
WHERE: _____
_____

" _____
_____
_____
_____
_____
_____ "

WHO SAID IT: _____
DATE: _____
WHERE: _____
_____

" _____
_____
_____
_____
_____
   _____   "

WHO SAID IT: _____
DATE: _____
WHERE: _____
_____

WHO SAID IT: _____
DATE: _____
WHERE: _____
_____

" _____
_____
_____
_____
_____
_____ "

WHO SAID IT: _____
DATE: _____
WHERE: _____
_____

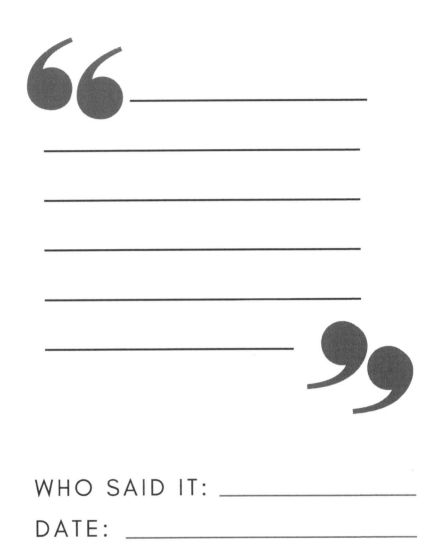

WHO SAID IT: _____
DATE: _____
WHERE: _____
_____

WHO SAID IT: _____
DATE: _____
WHERE: _____
_____

" _____
_____
_____
_____
_____
_____ "

WHO SAID IT: _____
DATE: _____
WHERE: _____
_____

WHO SAID IT: _____
DATE: _____
WHERE: _____
_____

WHO SAID IT: _____
DATE: _____
WHERE: _____
_____

WHO SAID IT: _____
DATE: _____
WHERE: _____
_____

" _____

_____

_____

_____

_____

_____ "

" _____

_____

_____

_____

_____

_____ "

WHO SAID IT: _____
DATE: _____
WHERE: _____
_____

WHO SAID IT: _____
DATE: _____
WHERE: _____
_____

"_____
_____
_____
_____
_____
_____"

WHO SAID IT: _____
DATE: _____
WHERE: _____
_____

WHO SAID IT: _____
DATE: _____
WHERE: _____
_____

WHO SAID IT: _____
DATE: _____
WHERE: _____
_____

precious moments

WHO SAID IT: _____
DATE: _____
WHERE: _____
_____

" _____
_____
_____
_____
_____ "

WHO SAID IT: _____
DATE: _____
WHERE: _____
_____

" _____

_____

_____

_____

_____

_____ "

WHO SAID IT: _____
DATE: _____
WHERE: _____
_____

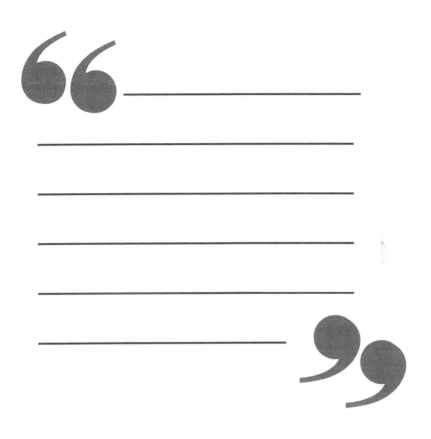

WHO SAID IT: _____
DATE: _____
WHERE: _____

WHO SAID IT: _____
DATE: _____
WHERE: _____
_____

" _____
_____
_____
_____
_____
_____ "

WHO SAID IT: _____
DATE: _____
WHERE: _____
_____

"_____
_____
_____
_____
_____

WHO SAID IT: _____
DATE: _____
WHERE: _____
_____

WHO SAID IT: _____
DATE: _____
WHERE: _____
_____

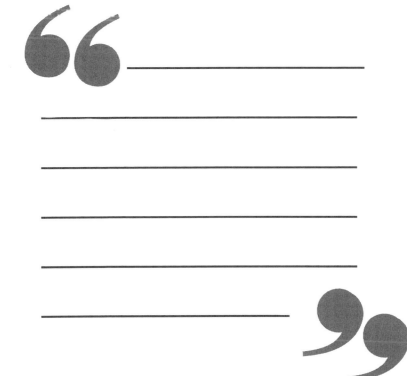

WHO SAID IT: _____
DATE: _____
WHERE: _____
_____

WHO SAID IT: _____
DATE: _____
WHERE: _____
_____

WHO SAID IT: _____
DATE: _____
WHERE: _____
_____

WHO SAID IT: _____
DATE: _____
WHERE: _____
_____

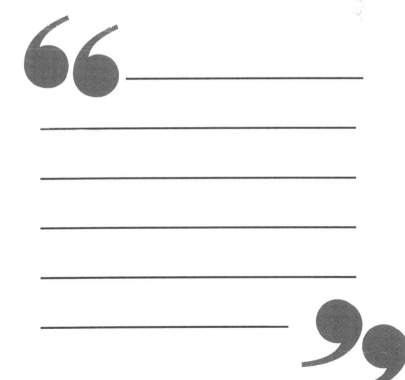

"_____
_____
_____
_____
_____
      _____"

WHO SAID IT: _____
DATE: _____
WHERE: _____
_____

WHO SAID IT: _____
DATE: _____
WHERE: _____
_____

"_____

_____

_____

_____

_____"

WHO SAID IT: _____
DATE: _____
WHERE: _____

_____

WHO SAID IT: _____
DATE: _____
WHERE: _____
_____

WHO SAID IT: _____
DATE: _____
WHERE: _____
_____

WHO SAID IT: _____

DATE: _____

WHERE: _____

_____

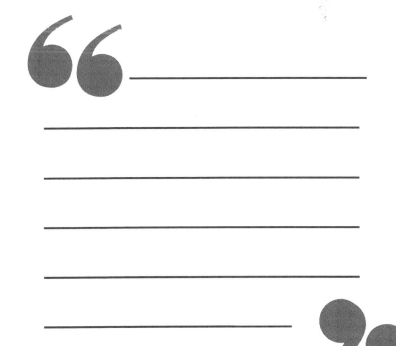

WHO SAID IT: _____
DATE: _____
WHERE: _____
_____

WHO SAID IT: _____
DATE: _____
WHERE: _____
_____

live laugh love

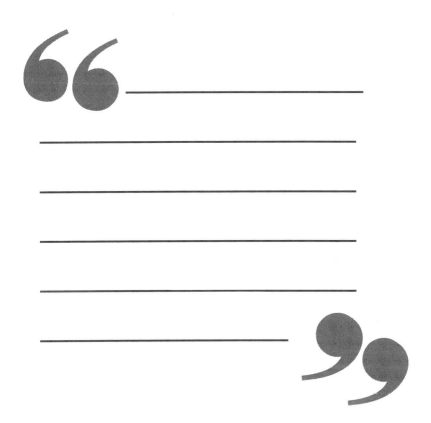

WHO SAID IT: _____
DATE: _____
WHERE: _____
_____

WHO SAID IT: _____
DATE: _____
WHERE: _____
_____

" _____
_____
_____
_____
_____
_____ "

WHO SAID IT: _____
DATE: _____
WHERE: _____
_____

"_____
_____
_____
_____
_____"

WHO SAID IT: _____
DATE: _____
WHERE: _____
_____

WHO SAID IT: _____
DATE: _____
WHERE: _____
_____

" _____
_____
_____
_____
_____
_____   "

WHO SAID IT: _____
DATE: _____
WHERE: _____
_____

WHO SAID IT: _____
DATE: _____
WHERE: _____
_____

WHO SAID IT: _____
DATE: _____
WHERE: _____
_____

WHO SAID IT: _____
DATE: _____
WHERE: _____
_____

WHO SAID IT: _____
DATE: _____
WHERE: _____

_____

" _____

_____

_____

_____

_____

_____ "

WHO SAID IT: _____
DATE: _____
WHERE: _____
_____

" _____
_____
_____
_____
_____
_____ "

WHO SAID IT: _____
DATE: _____
WHERE: _____

WHO SAID IT: _____
DATE: _____
WHERE: _____
_____

"_____
_____
_____
_____
_____
_____"

WHO SAID IT: _____
DATE: _____
WHERE: _____
_____

WHO SAID IT: _____
DATE: _____
WHERE: _____
_____

WHO SAID IT: _____
DATE: _____
WHERE: _____
_____

WHO SAID IT: _____

DATE: _____

WHERE: _____

_____

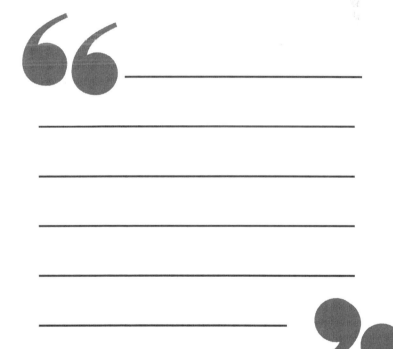

WHO SAID IT: _____
DATE: _____
WHERE: _____
_____

WHO SAID IT: _____
DATE: _____
WHERE: _____
_____

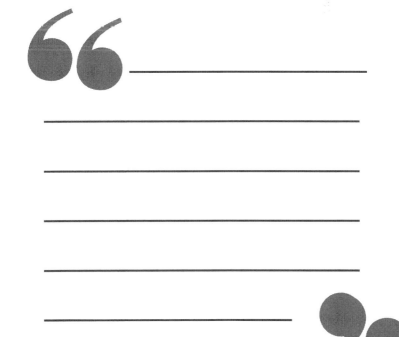

life is good

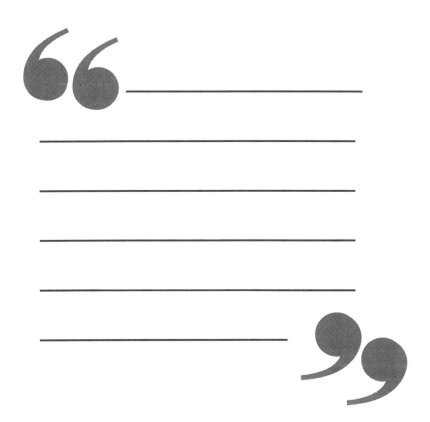

WHO SAID IT: _____
DATE: _____
WHERE: _____
_____

WHO SAID IT: _____
DATE: _____
WHERE: _____
_____

" _____

_____

_____

_____

_____

_____ "

WHO SAID IT: _____
DATE: _____
WHERE: _____
_____

"_____
_____
_____
_____
_____
_____"

WHO SAID IT: _____
DATE: _____
WHERE: _____
_____

WHO SAID IT: _____
DATE: _____
WHERE: _____
_____

❝ _____

_____

_____

_____

_____

_____ ❞

WHO SAID IT: _____
DATE: _____
WHERE: _____
_____

WHO SAID IT: _____
DATE: _____
WHERE: _____
_____

WHO SAID IT: _____
DATE: _____
WHERE: _____
_____

WHO SAID IT: _____
DATE: _____
WHERE: _____
_____

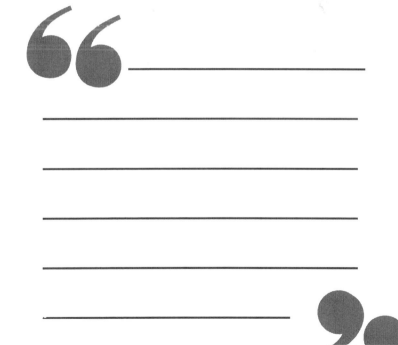

"_____
_____
_____
_____
_____
_____"

WHO SAID IT: _____
DATE: _____
WHERE: _____
_____

WHO SAID IT: _____
DATE: _____
WHERE: _____
_____

WHO SAID IT: _____
DATE: _____
WHERE: _____

WHO SAID IT: _____
DATE: _____
WHERE: _____
_____

WHO SAID IT: _____
DATE: _____
WHERE: _____
_____

WHO SAID IT: _____

DATE: _____

WHERE: _____

_____

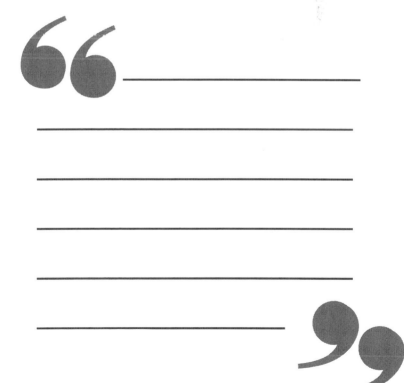

WHO SAID IT: _____
DATE: _____
WHERE: _____
_____

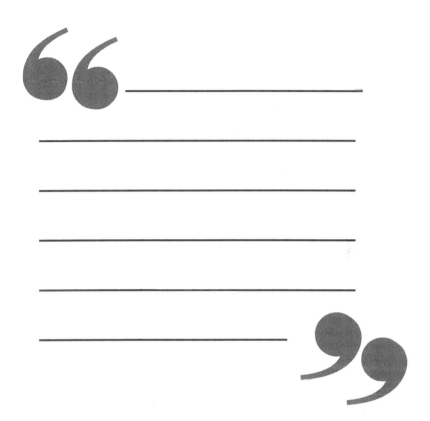

WHO SAID IT: _____
DATE: _____
WHERE: _____

WHO SAID IT: _____
DATE: _____
WHERE: _____
_____

" _____

_____

_____

_____

_____

_____ "

Made in the USA
Monee, IL
20 November 2022

18203443R10070